Dharmang Vyas

EFEITO DA CADEIA CINÉTICA E DA LIBERTAÇÃO MIOFASCIAL NA DOR ANTERIOR DO JOELHO

Dharmang Vyas

EFEITO DA CADEIA CINÉTICA E DA LIBERTAÇÃO MIOFASCIAL NA DOR ANTERIOR DO JOELHO

Trate a sua dor no joelho

ScienciaScripts

Imprint

Any brand names and product names mentioned in this book are subject to trademark, brand or patent protection and are trademarks or registered trademarks of their respective holders. The use of brand names, product names, common names, trade names, product descriptions etc. even without a particular marking in this work is in no way to be construed to mean that such names may be regarded as unrestricted in respect of trademark and brand protection legislation and could thus be used by anyone.

Cover image: www.ingimage.com

This book is a translation from the original published under ISBN 978-620-6-77268-2.

Publisher:
Sciencia Scripts
is a trademark of
Dodo Books Indian Ocean Ltd. and OmniScriptum S.R.L publishing group

120 High Road, East Finchley, London, N2 9ED, United Kingdom
Str. Armeneasca 28/1, office 1, Chisinau MD-2012, Republic of Moldova, Europe
Printed at: see last page
ISBN: 978-620-7-72620-2

ÍNDICE

1. <u>INTRODUÇÃO:</u>

<u>1.1 ANATOMIA DA ARTICULAÇÃO PATELO-FEMORAL:</u>

A anatomia da articulação patelofemoral (FP) reflecte a sua função primária na extensão do joelho e na contração excêntrica do quadricípite, uma vez que funciona como uma unidade funcional para otimizar o suporte de peso durante a amplitude de movimento do joelho. A nossa compreensão da anatomia e função normais da FP continua a evoluir com a utilização de novos métodos de dissecção, tecnologias inovadoras para avaliação biomecânica e melhoria das modalidades de imagem. Para manter a sua função correcta, a articulação do AP tem de ser estável e capaz de suportar as forças que lhe são aplicadas. A estabilidade e a capacidade de carga da articulação são proporcionadas pela integridade e forma das estruturas ósseas e cartilaginosas, pelo equilíbrio dos estabilizadores dos tecidos moles e pela função coordenada das suas restrições dinâmicas. As anomalias morfológicas contribuem habitualmente para os distúrbios da FP, particularmente no que respeita à instabilidade e/ou à redução da capacidade de carga da articulação. Estas podem incluir a displasia troclear, a inclinação lateral excessiva, o desalinhamento ósseo e a patela alta[1] .

A disfunção da FP pode ser tratada através de fortalecimento dinâmico/estabilidade, ou órtese, e em caso de sintomas contínuos, tratamento cirúrgico. Em cada condição, é necessária uma compreensão completa da anatomia normal e da biomecânica da articulação do AP para identificar a origem da disfunção, o que permite ao médico fornecer um tratamento individualizado específico para a anatomia do paciente. O objetivo desta revisão é fornecer uma visão geral anatômica e biomecânica atualizada pertinente ao tratamento operatório atual dos distúrbios da FP[1] .

<u>**PREVALÊNCIA:**</u>

A PFP é uma doença comum, com cerca de um em cada 10 recrutas militares e um em cada 14 adolescentes a sofrer de dor em qualquer altura; e um em cada cinco da população em geral a sentir dor no último ano. Devido à escassez de provas, permanece a incerteza relativamente a estas estimativas de incidência e prevalência, e é provável que outros trabalhos publicados ou não publicados revejam as nossas estimativas. Existe alguma consistência com os dados que mostram que as mulheres têm duas vezes mais probabilidades de sofrer de PFP do que os homens. A PFP é uma patologia muito comum entre os adolescentes, a população em geral e aqueles com elevados níveis de atividade, como os atletas de elite e as populações militares[2] .

A prevalência pontual nas populações militares é de 13,5%; nas populações gerais femininas, de 12% a 13%; nos ciclistas amadores de vários dias, de 35%; e nos desportos de elite femininos, de 16,7% a 29,3%. Foi calculada, através de meta-análise, como sendo de 7,2% em adolescentes de sexo misto e de 22,7% em atletas amadoras do sexo feminino. A prevalência anual na população em geral é de 22,7%; nos ciclistas profissionais é de 35,7%; e na população adolescente em geral é de 28,9%. Nenhum dos estudos incluídos na nossa revisão referiu a prevalência ao longo da vida[3] .

<u>**DIFERENÇAS DE GÉNERO:**</u>

No seu estudo, **M. Boling, D. e Padua** et.al. afirmaram que as mulheres têm uma incidência 2,23 vezes maior de SPF do que os homens. Verificou-se também uma associação não significativa entre o género e a prevalência de SPF (15% nas mulheres vs 12% nos homens). É importante para futuras investigações determinar os factores que levam a esta diferença de género. É necessário efetuar investigações prospectivas dos factores de risco, tanto na população militar como na população em geral, para compreender melhor os factores que levam a uma maior incidência de SPF no sexo feminino em comparação com o sexo masculino[3] .

LIBERTAÇÃO EM CADEIA CINÉTICA:

Ashirbad Das & Preeti Saini definiram que "a cadeia cinética miofascial é um grupo de músculos ligados através da fáscia e posicionados longitudinalmente no corpo humano. Se uma das estruturas dentro de um meridiano desenvolver tensão, esta será distribuída ao longo de todo o continuum miofascial" . [5]

"A Libertação da Cadeia Cinética (KCR) liberta suavemente a tensão nas principais articulações do corpo utilizando um protocolo de alongamentos específicos. Isto permite que o seu corpo liberte restrições e regresse ao seu alinhamento natural. A sua postura melhorada ajuda a restabelecer o equilíbrio e a trazer uma sensação de facilidade de volta aos seus movimentos quotidianos. Isto também afecta positivamente outros sistemas do seu corpo, como a digestão ou o sistema nervoso. Isto deve-se ao facto de o seu corpo estar mais relaxado para poder trabalhar de forma mais harmoniosa e eficaz"[5] .

ESCALA DE KUJALA PARA DOR ANTERIOR DO JOELHO:

O Kujala AKPS é um instrumento bem reconhecido e altamente respeitado, utilizado nos campos da ortopedia e da medicina desportiva. No entanto, a base psicométrica em que o instrumento se baseia está menos desenvolvida. O objetivo deste estudo foi descrever e relatar a fiabilidade e a validade do AKPS, utilizando tanto o formulário original de 13 itens como um formulário mais conciso de 6 itens, numa amostra de atletas do sexo feminino do ensino secundário. Foram avaliados os formatos de opção de resposta ordinal e dicotómica, utilizando dados obtidos de uma amostra de $N = 414$ adolescentes do sexo feminino que participam em actividades desportivas interescolares. A fiabilidade foi estimada utilizando a consistência interna, a equivalência entre os formulários e o erro padrão de medida; a validade foi avaliada utilizando as taxas de classificação percentualmente correctas nas avaliações pré e pós-época" . [6]

Todos os quatro formatos de pontuação do AKPS evidenciaram uma elevada consistência interna (α_{Coef} = 0,83 a 0,91), com o formato mais longo

Os formulários de 13 itens têm uma consistência interna idêntica, independentemente do formato de resposta (α_{Coef} = 0,91). No que diz respeito à equivalência (ou fiabilidade das formas alternativas), a correlação entre as formas longas e curtas manteve-se muito elevada (r = 0,98), também independentemente da utilização dos formatos de opção de resposta dicotómica ou ordinal[6] .

2. __METODOLOGIA__

Instrumentos de avaliação:

▶ EVA : Para a dor

▶ Kujala AKPS (Escala de avaliação da dor no joelho anterior)

Fiabilidade - 0,98

Validade - 0,91

PROCEDIMENTO

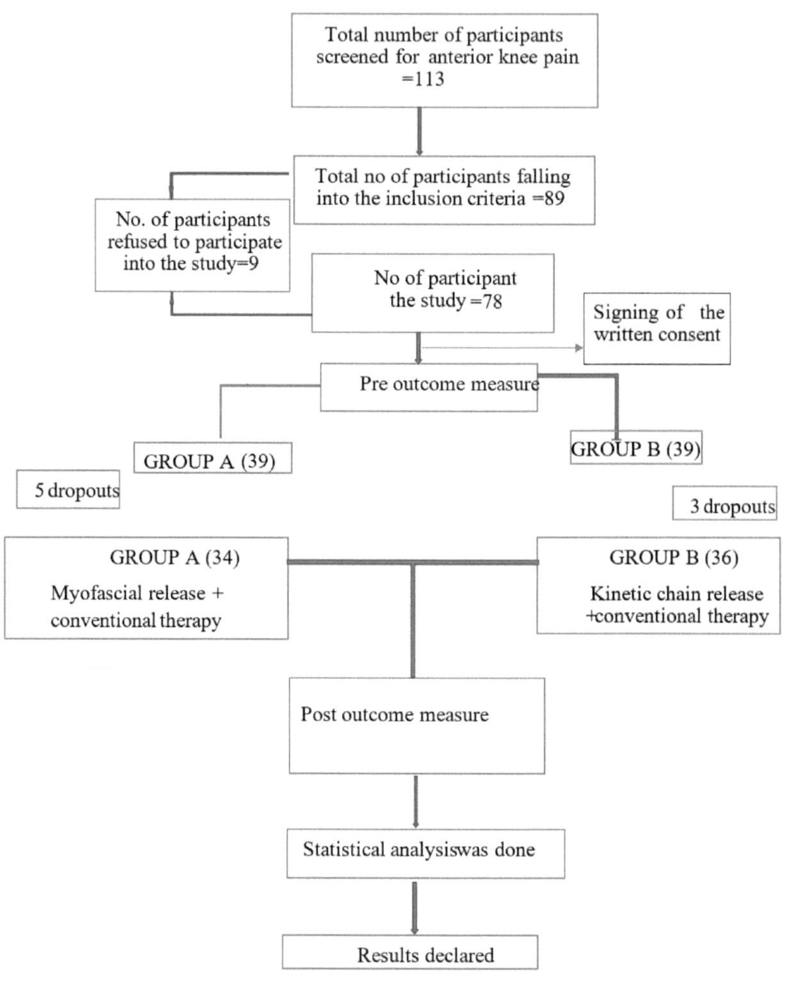

113 participantes foram seleccionados para detetar dor no joelho com base no formulário de avaliação (anexo 2) e 87 participantes que se enquadravam nos critérios de inclusão foram recrutados no Serviço de Fisioterapia do Hospital Parul Sevashram.

Os participantes com dor no joelho e função prejudicada no joelho foram avaliados com base num formato de avaliação padrão (Anexo I). 87 foram diagnosticados com dor anterior no joelho e foram recrutados para o estudo, tendo sido pedido aos que se enquadravam nos critérios de inclusão que assinassem o formulário de consentimento informado por escrito (Anexo II). 9 participantes recusaram-se a participar no estudo. Todos os participantes tinham total liberdade para recusar participar no estudo. Depois de assinado o formulário de consentimento, todos os participantes foram divididos em dois grupos: o Grupo A recebeu a libertação miofascial como intervenção, constituído por 39 participantes, e o Grupo B recebeu a libertação da cadeia cinética como intervenção, constituído por 39 participantes. 5 participantes do grupo A e 3 participantes do grupo B interromperam o tratamento, pelo que abandonaram o estudo.

Ambos os grupos receberam terapia convencional juntamente com as respectivas intervenções sob a forma de exercícios, o tratamento dado teve uma duração total de 3 dias/semana durante 4 semanas.

Ambos os grupos foram avaliados antes e depois da intervenção, com as medidas de resultados pré e pós para a função e a dor, utilizando o kujala APKS (questionário de dor anterior do joelho) (apêndice III), que é uma escala altamente fiável (coeficiente de correlação interclasses=0,92), tal como referido por Siyabonga kunene et.al em 2018 & e VAS e, em seguida, foram analisados os resultados finais.

Os pormenores do protocolo de tratamento são os seguintes:

Regime de tratamento para o Grupo A:

No Grupo A, todas as 36 participantes restantes receberam libertação miofascial nos quadríceps (reto femoral, vasto medial, lateral e intermédio), banda IT e tibial anterior, juntamente com o tratamento de fisioterapia convencional. O tratamento foi efectuado num ambiente seguro e sadio, onde foram tidos em conta o conforto e o consentimento de todas as participantes.

Músculo quadríceps MFR

Etapa 1: A avaliação da restrição fascial foi efectuada com o cotovelo do terapeuta. Todas as restrições sentidas foram avaliadas e tratadas.

Etapa 2: Posição do participante - o participante deve estar deitado com a cabeça virada para o teto.

Posição do terapeuta - ao lado do lado do participante do membro a ser tratado, numa posição de pé.

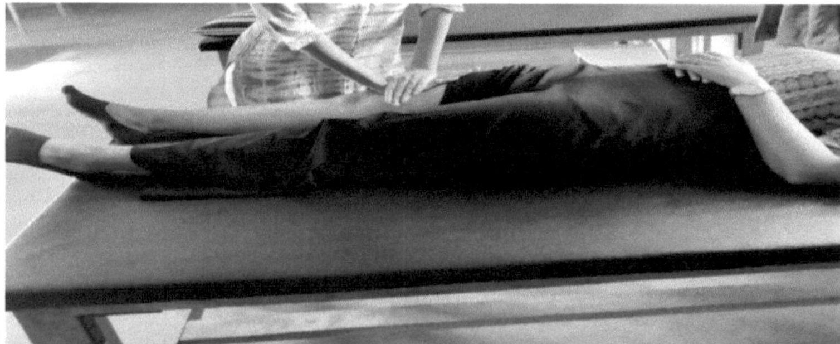

Figura 3.1 libertação miofascial do quadríceps amassamento com a palma da mão

Técnica - como descrito por **Ilona Gracie De Souza1** - "Usando o cotovelo do terapeuta, uma libertação vertical proximal à fixação do ventre muscular do quadríceps ou da fáscia perto da pélvis, foi aplicada pressão. Uma vez alcançada a sensação final, foi realizado um movimento lento ao longo do comprimento de cada músculo do quadríceps (reto femoral, vasto medial, lateral e intermédio), juntamente com a monitorização do feedback indireto e da tensão dos tecidos para identificar quaisquer restrições adicionais. O golpe longo foi repetido numa linha paralela ao primeiro golpe. Continuou-se até se atingir uma sensação final em todo o ventre muscular ou fáscia nos pontos mais restritos/ dolorosos".

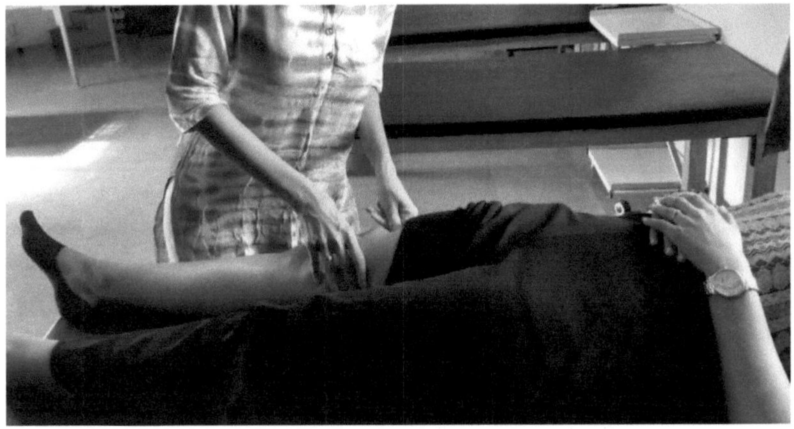

Figura3.2 Libertação miofascial da libertação de pontos de gatilho

Banda IT MFR

Posição do participante - o participante foi convidado a deitar-se de lado.

Posição do terapeuta - de pé, ao lado da mesa de tratamento, em posição de pé

Técnica - Foi efectuada uma libertação vertical perto da fixação da fáscia da banda IT utilizando o cotovelo do terapeuta. Uma vez atingida a sensação de extremidade, foi realizado um movimento lento ao longo do comprimento da banda iliotibial, enquanto o feedback indireto e a tensão dos tecidos eram monitorizados para procurar quaisquer restrições adicionais.

Numa linha paralela à pincelada inicial, repete-se a pincelada longa. Nos pontos mais contraídos ou dolorosos, continua-se até se sentir uma sensação de fim de curso em todo o ventre muscular ou fáscia.

MFR tibial anterior

Posição do participante - deitado em posição supina

Posição do terapeuta - na sola dos participantes da frente apoiando o tornozelo

Técnica - A superfície plana do cotovelo direito do terapeuta foi utilizada para proporcionar uma libertação vertical perto da ligação do tibial anterior, enquanto a mão esquerda segurava a articulação do tornozelo do participante. Depois de atingir a sensação final, foi aplicado um movimento lento ao longo do comprimento do TA na direção da articulação do joelho, enquanto o feedback indireto e a tensão dos tecidos eram observados para detetar quaisquer restrições adicionais.

O golpe longo é repetido numa linha paralela ao primeiro golpe. Continuou-se nos pontos mais apertados ou mais dolorosos até se sentir uma sensação de fim em todo o ventre muscular ou fáscia.

A libertação miofascial foi efectuada nos quadríceps, na banda iliotibial e no tibial anterior, três dias por semana, durante um período de quatro semanas, com uma duração de 5 a 10 minutos.

Regime de tratamento para o Grupo B:

No Grupo B, todos os 34 participantes receberam Libertação da Cadeia Cinética e o tratamento de fisioterapia convencional permaneceu o mesmo que o indicado acima para o Grupo A

A terapia manual da cadeia cinética completa também foi aplicada à articulação do joelho visada, onde a manipulação articular foi utilizada em articulações como as articulações do SI, da anca, do joelho e do tornozelo, enquanto tecidos moles como o quadricípete, os isquiotibiais, os adutores, o tibial anterior, a barriga da perna e o extensor curto do hálux foram envolvidos na ativação da cadeia cinética no lado do joelho afetado. O profissional responsável pelo tratamento escolheu quais as partes da zona lombar, anca, joelho e tornozelo que receberam tratamento.

Procedimento

Etapa 1: Envolver os raptores

Posição do participante - O indivíduo estava numa posição lateral seguida de uma posição supina.

O terapeuta posiciona-se atrás do membro do participante a tratar, segurando-o em abdução da anca com uma pega à volta do tornozelo.

Técnica: Depois de o participante realizar a abdução da anca contra resistência, os adutores são libertados enquanto o participante está deitado de costas, com o punho do terapeuta a fazer movimentos circulares sobre o músculo.

O recrutamento é então verificado novamente, pedindo-lhes que executem o mesmo movimento contra resistência.

Passo 2: Envolver os flexores da anca

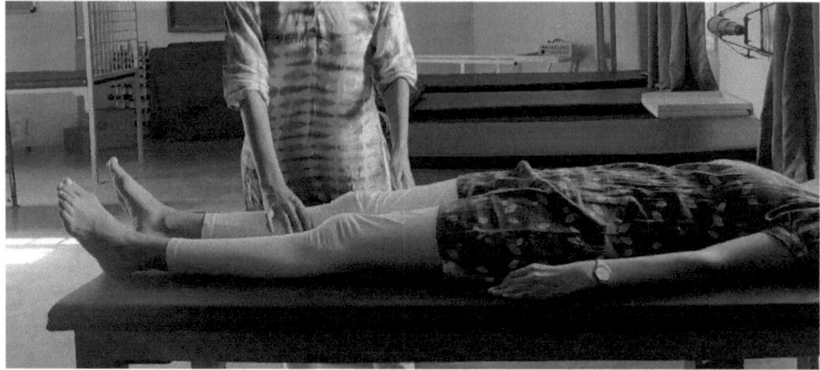

Figura 3.3 ativação dos abdutores

Posição do participante - A posição do participante era em decúbito dorsal e depois de lado.

Postura do terapeuta: segurar o joelho em flexão de 90 graus, ao lado da perna afetada.

Técnica: Enquanto o terapeuta estabilizava o joelho oposto com a mão esquerda e aplicava resistência com a mão direita sobre o joelho do participante do lado afetado, o sujeito era instado a fletir a anca contra a resistência. Depois de completar um alongamento de fim de curso, enquanto passivamente levava a anca do participante para a extensão da anca com as mãos do terapeuta sobre a articulação SI, a avaliação era repetida enquanto executava a mesma ação contra a resistência.

Etapa 3: Manipulação da articulação SI

A articulação SI foi ligeiramente distraída com um deslizamento anterior enquanto fazia a extensão passiva da anca seguida de um impulso **Passo 4:** Trabalhar a mobilidade dos isquiotibiais

Posição do participante-Supino era a posição do participante.

Postura do terapeuta: ao lado do participante, segurando o tornozelo enquanto a anca e o joelho estão totalmente estendidos.

Técnica

O terapeuta libertou todos os pontos sensíveis, mantendo a posição e movendo o punho de forma circular sobre o músculo isquiotibial.

Passo 4. Manipulação das articulações da anca e do joelho

Com o terapeuta a segurar o membro do indivíduo em flexão da anca e do joelho, foi realizada uma circundução passiva com aproximação e distração da articulação.

Distração tibiofemoral com a mão do terapeuta na fossa poplítea, flexão extrema da articulação do joelho de forma passiva e aplicação de pressão, juntamente com mobilização capsular e patelar.

Etapa 5: Libertação do quadríceps e envolvimento do tibial anterior, da barriga da perna e do extensor curto do hálux

Depois de instruir o sujeito a agachar-se, o terapeuta apertou suavemente os pontos sensíveis e libertou o músculo. O participante foi então instruído a executar elevações dos dedos dos pés com ajuda, e os músculos da barriga da perna e tibial anterior foram então libertados.

O extensor do hálux foi posteriormente libertado, enquanto o indivíduo era instruído a elevar o calcanhar com a extensão do dedo do pé.

Passo 6: O tornozelo foi movido em movimentos circulares enquanto a articulação do tornozelo era distraída passivamente.

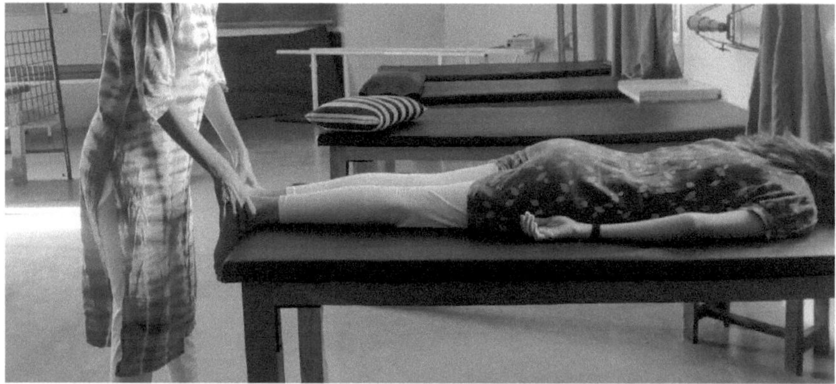

Figura 3.4 distração do tornozelo com movimentos circulares

O procedimento completo demorou 10 minutos a ser efectuado e foi associado a um tratamento padrão durante três dias por semana, durante um período de quatro semanas.

PROTOCOLO CONVENCIONAL

TRATAMENTO DE EXERCÍCIO PROTCOL	REPETIÇÕES
Alongamento dos isquiotibiais e dos flexores plantares, quadríceps, **banda**iliotibial	3 repetições com 30 segundos cada
Fortalecimento do iliopsoas sem carga,	3 séries com 10 repetições cada
Leg press e agachamento 0-45 **graus**	3 séries com 10 repetições
Abdução da anca com banda elástica (em pé) e com pesos (deitado de lado)	3 séries com 10 repetições
Rotação externa da anca contra banda elástica (sentado)	3 séries com 10 repetições
Foi dado um passo lateral contra uma banda elástica que permite uma **resistência** máxima	3 séries com 10 repetições
Extensão do joelho sentado 90-45 graus	3 séries de 10 repetições cada

4. ANÁLISE ESTATÍSTICA

Dados MFR

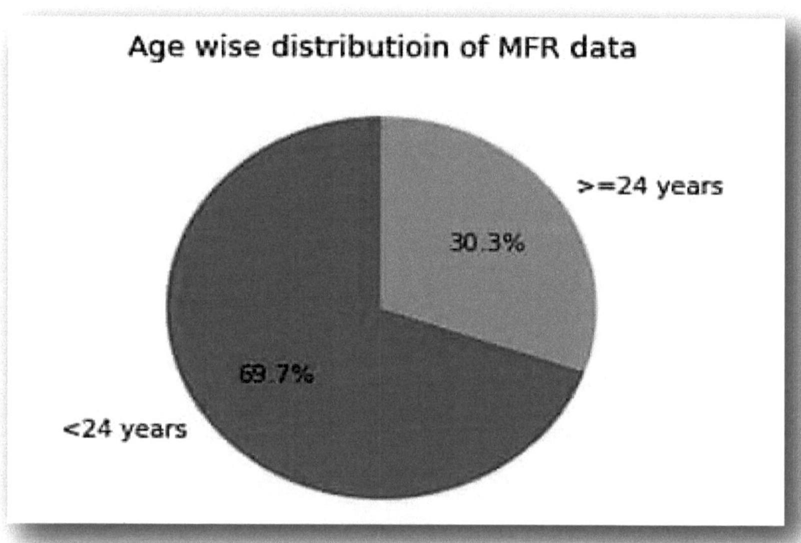

GRÁFICO 5.1. O gráfico acima mostra a distribuição por idade do grupo A que recebeu libertação miofascial.

	count	mean	std	min	25%	50%	75%	max
age	33.0	22.878788	1.166125	21.0	22.0	23.0	24.0	25.0
KUJALA/100 PRE	33.0	57.848485	13.504909	30.0	55.0	60.0	67.0	76.0
KUJALA/100 POST	33.0	87.545455	6.113974	76.0	85.0	86.0	93.0	100.0
VAS/10 PRE	33.0	6.787879	0.960390	5.0	6.0	7.0	7.0	9.0
VAS/10 POST	33.0	1.969697	0.983770	0.0	1.0	2.0	3.0	4.0

Tabela 5.1 kujala e VAS antes e depois da libertação miofascial

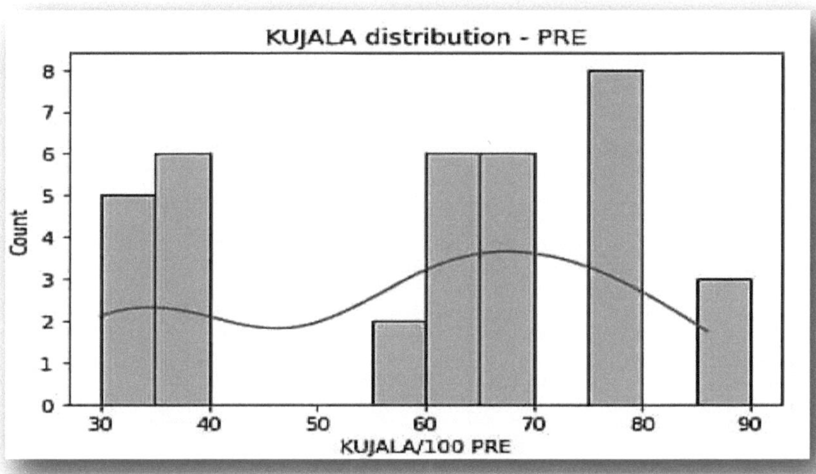

GRÁFICO 5.2 Pontuações prévias de kujala para MFR

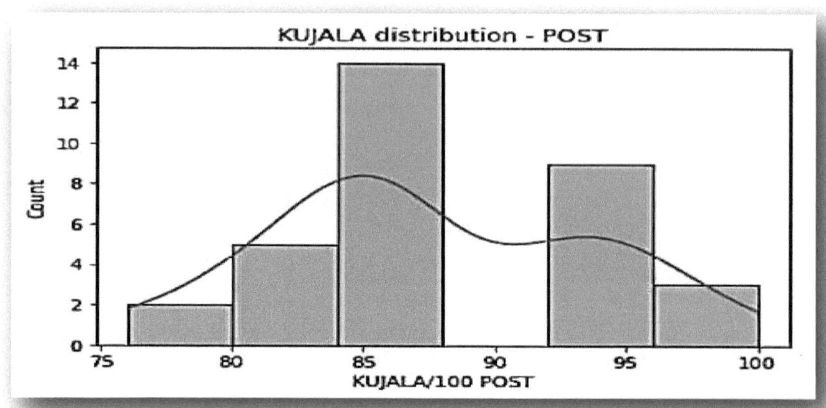

GRÁFICO 5.3 Pontuações do posto kujala para MFR

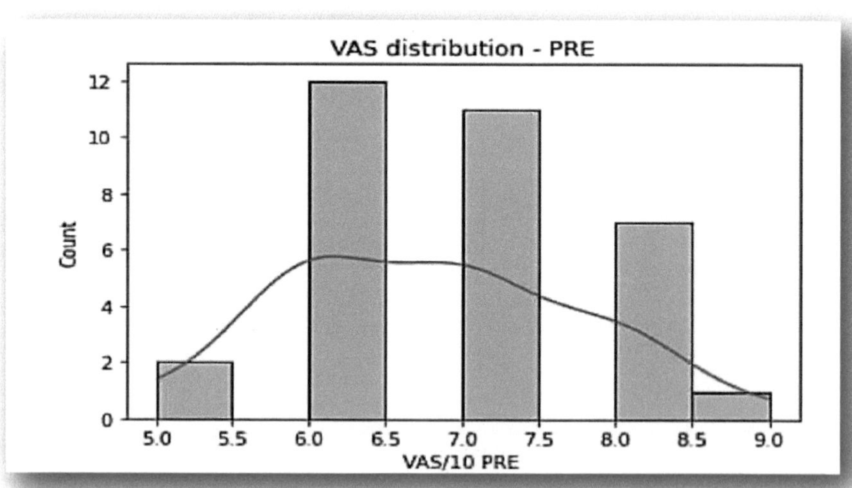

GRÁFICO 5.4 Gráfico da pontuação prévia da EVA para MFR

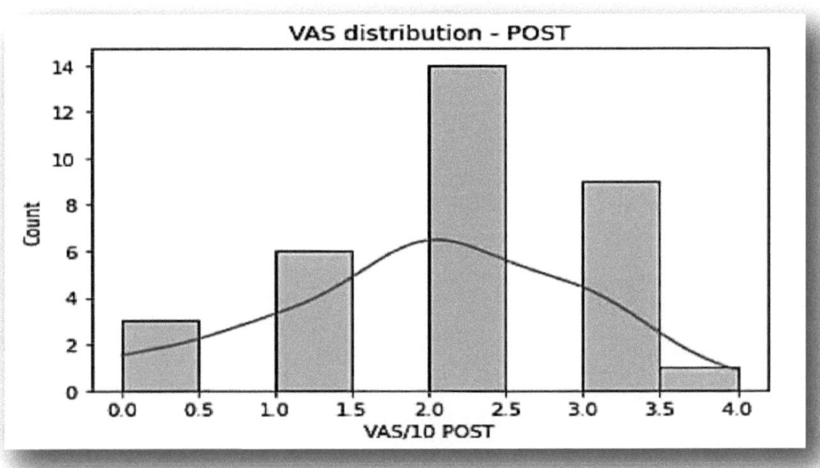

GRÁFICO 5.5 Gráfico da pontuação VASpost para MFR

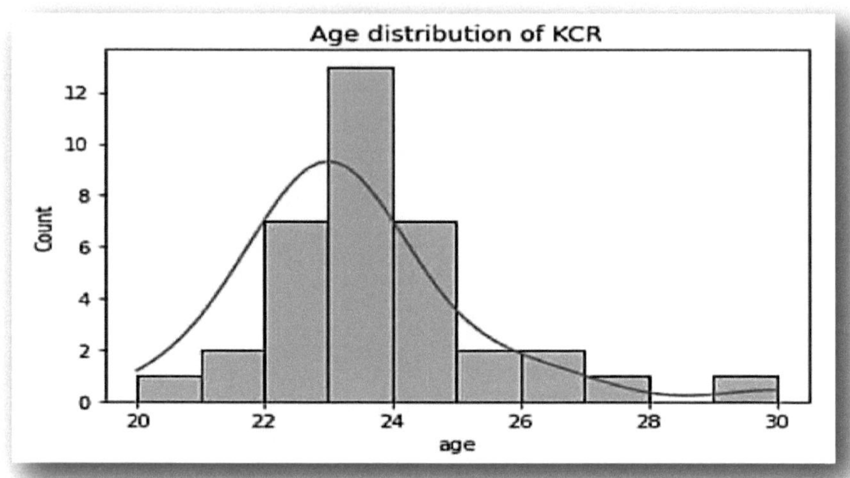

GRÁFICO 5.6 e 5.7 Distribuição etária da KCR

GRÁFICO 5.7

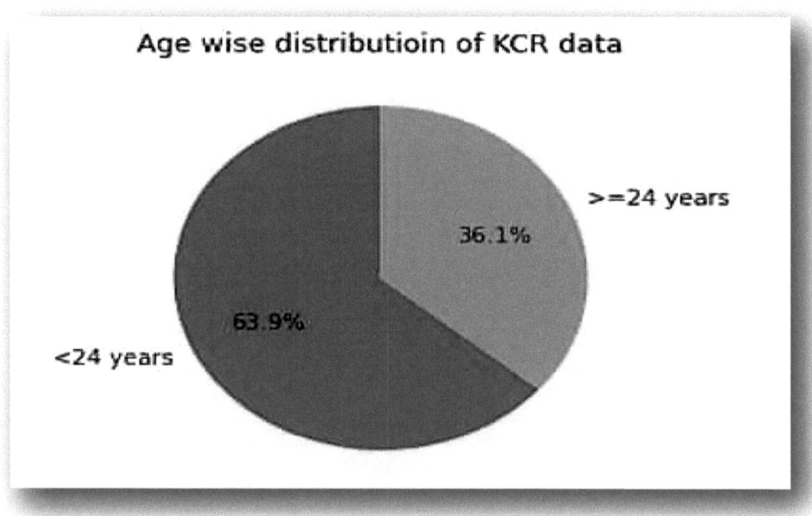

	count	mean	std	min	25%	50%	75%	max
age	33.0	22.878788	1.166125	21.0	22.0	23.0	24.0	25.0
KUJALA/100 PRE	33.0	57.848485	13.504909	30.0	55.0	60.0	67.0	76.0
KUJALA/100 POST	33.0	87.545455	6.113974	76.0	85.0	86.0	93.0	100.0
VAS/10 PRE	33.0	6.787879	0.960390	5.0	6.0	7.0	7.0	9.0
VAS/10 POST	33.0	1.969697	0.983770	0.0	1.0	2.0	3.0	4.0

GRÁFICO 5.2 pontuação pré e pós do grupo KCR

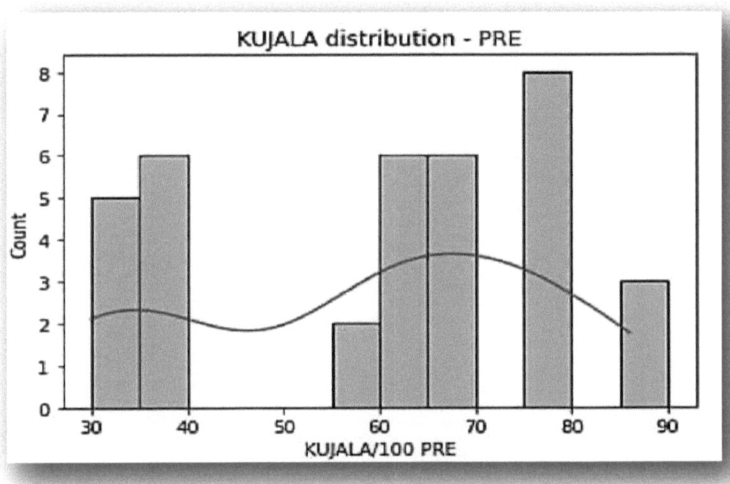

GRÁFICO 5.8 pontuações prévias de kujala para KCR

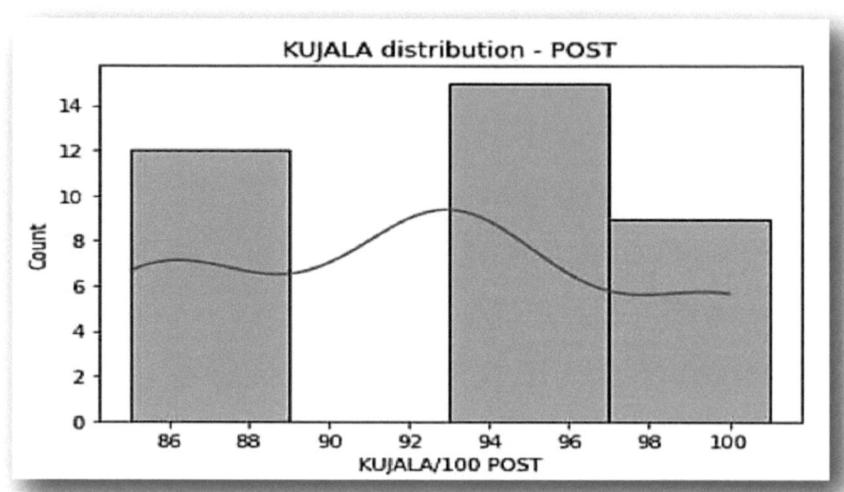

GRÁFICO 5.9 Pontuações do posto kujala para KCR

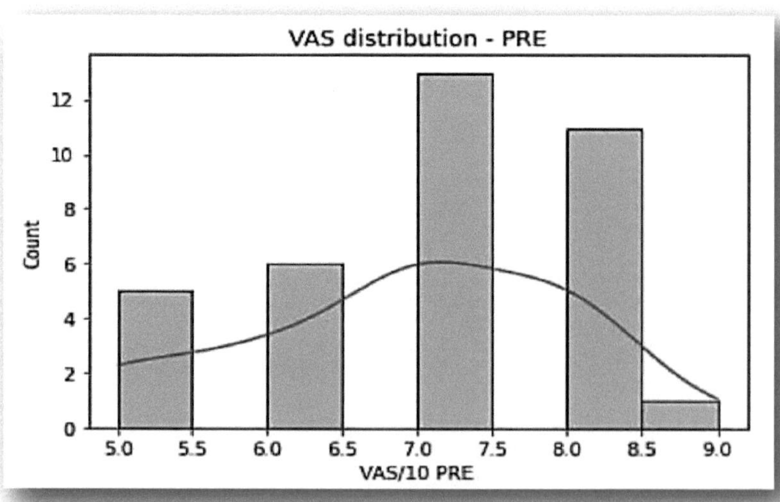

GRÁFICO 5.10 Pontuações pré EVA para KCR

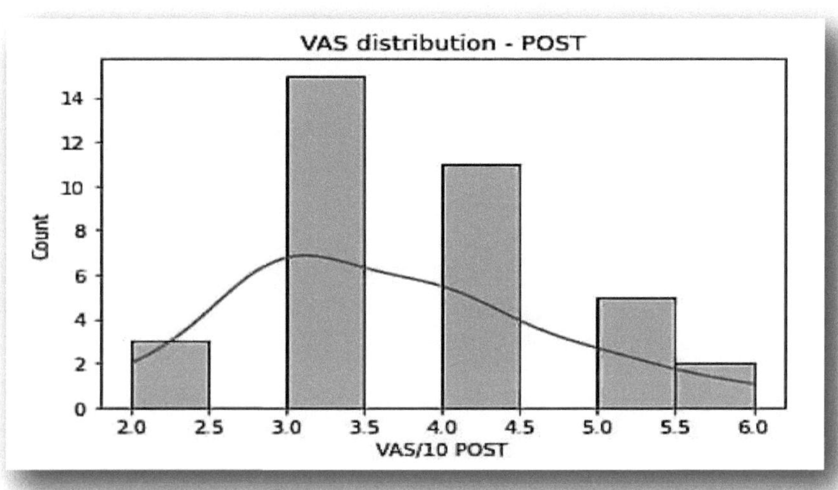

GRÁFICO 5.11 Pontuações pós-VA para KCR

RESUMO DOS PORMENORES DOS DADOS KCR E MFR

Valores médios e medianos das pontuações Kujala e VAS nos grupos KCR e MFR. A alteração percentual dos valores de antes para depois também é mencionada na tabela abaixo

index	Mean KCR	Median KCR	Mean MFR	Median MFR
KUJALA/100 PRE	58.3889	60	57.8485	60
KUJALA/100 POST	92.3611	93	87.5455	86
VAS/10 PRE	6.91667	7	6.78788	7
VAS/10 POST	3.66667	3.5	1.9697	2
KUJALA % change	77.4711	52.1269	61.2571	43.0769
VAS % change	46.6534	50	70.4125	66.6667

Tabela 5.3 Comparação da pontuação antes e depois para o grupo KCR e MFR

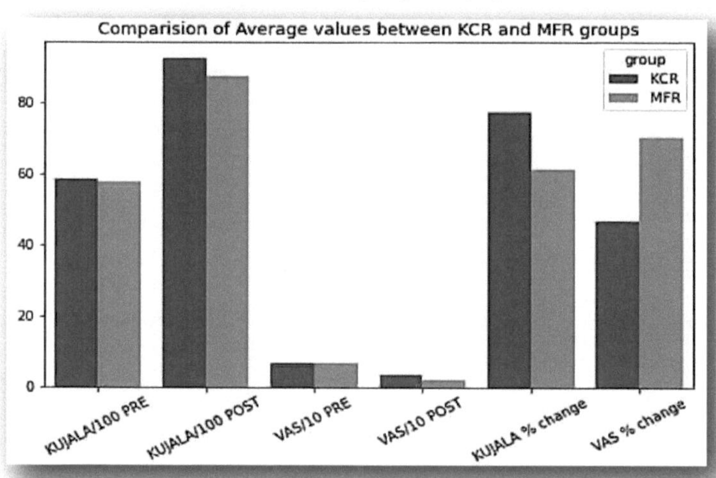

GRÁFICO 5.12 valores médios entre KCR e MFR

O gráfico acima mostra a comparação entre os dados KCR e MFR das pontuações médias de Kujala e Vas.

Pode observar-se que o Kujala melhorou do cenário pré para o cenário pós tanto no grupo KCR como no grupo MFR. Mas o aumento no grupo KCR é maior em comparação com o aumento no grupo MFR.

Além disso, a EVA diminuiu em ambos os grupos KCR e MFR. Mas a diminuição é maior no caso do grupo MFR.

Também se observa que a alteração percentual em Kujala é maior no grupo KCR e a alteração percentual em VAS é maior no grupo MFR

.14 Valores médios entre KCR e MFR

O gráfico acima mostra a comparação entre os dados KCR e MFR dos valores medianos das pontuações Kujala e Vas.

Pode observar-se que o Kujala melhorou do cenário pré para o cenário pós tanto no grupo KCR como no grupo MFR. Mas o aumento no grupo KCR é maior em comparação com o aumento no grupo MFR.

Além disso, a EVA diminuiu em ambos os grupos KCR e MFR. Mas a diminuição é maior no caso do grupo MFR.

Também se observa que a alteração percentual em Kujala é maior no grupo KCR e a alteração percentual em VAS é maior no grupo MFR

TESTE ESTATÍSTICO - TESTE DE CLASSIFICAÇÃO ASSINADA DE WILCOXON

O teste de Wilcoxon signed-rank é um teste de hipóteses estatístico não paramétrico utilizado para testar a localização de uma população com base numa amostra de dados ou para comparar as localizações de duas populações utilizando duas amostras emparelhadas. A versão para uma amostra tem um objetivo semelhante ao do teste t de Student para uma amostra. Para duas amostras emparelhadas, é um teste de diferenças emparelhadas como o teste t de Student emparelhado (também conhecido como "teste t para pares emparelhados" ou "teste t para amostras dependentes"). O teste de Wilcoxon pode ser uma boa alternativa ao teste t quando as médias populacionais não são de interesse; por exemplo, quando se pretende testar se a mediana de uma população é diferente de zero, ou se existe uma probabilidade superior a 50% de uma amostra de uma população ser maior do que uma amostra de outra população.

A aplicação do teste t emparelhado implica que ambas as medições são efectuadas nos mesmos indivíduos. Na linguagem do projeto experimental, cada indivíduo é um bloco. Trata-se de um teste paramétrico, caso em que os dados devem ter, pelo menos, um nível de intervalo e uma distribuição normal. O teste de Wilcoxson é não paramétrico e pode ser ordinal.

Uma vez que os dados aqui não seguem uma distribuição normal, estamos a recorrer ao teste de Wilcoxon

Sr. Não.	Tratamento	Teste de significância	Comparação	Teste estatística	Valor P (a=0.05)	Significativo/não significativo
1	KCR kujal a emparelhado teste de amostra	Wilcoxon	Antes e depois pontuações de kujala	0.01	0.98e-07	S
2	KCR VAS emparelhado teste de amostra	Wilcoxon	Pontuações pré e pós da EVA	0.001	6.53e-08	S
3	MFR teste de kujala emparelhado	wilcoxon	Antes e depois pontuações de kujala	0.01	0.99e-06	S
4	Teste emparelhado MFR VAS	wilcoxon	Pontuações pré e pós da EVA	0.02	1.93e-07	S

5. RESULTADOS

Nos dados do grupo MFR, o valor de p das pontuações EVA pré vs. pós é de 1,93e-07 e o de Kujala é de 0,99e-06.

Nos dados do grupo KCR, o valor de p das pontuações EVA pré vs. pós é de 6,53e-08 e o de kujala é de 0,98e-07.

Claramente, os valores de p do KCR são inferiores aos valores de p do MFR, o que prova que o tratamento KCR é mais eficaz em comparação com o MFR.

6. <u>DISCUSSÃO</u>

O objetivo do estudo era identificar quais as manobras mais eficazes, e apenas um pequeno número de investigações foi realizado para avaliar qual a intervenção mais eficaz como plano de tratamento. A ideia fundamental por detrás da libertação da cadeia cinética é retificar os desalinhamentos biomecânicos através da libertação da fáscia ao longo das cadeias meridianas superficiais, profundas e laterais que percorrem todo o corpo. Devido ao facto de a fáscia ser considerada como uma estrutura contínua que abrange todo o corpo, a tensão nesta estrutura pode causar uma variedade de disfunções músculo-esqueléticas, pelo que o relaxamento da fáscia pode levar a um regresso às capacidades funcionais normais. Por outro lado, a libertação miofascial actua localmente, visando um determinado músculo, neste caso o quadríceps, e aliviando-o da tensão contínua provocada pelo desalinhamento da patela, que causa dor anterior no joelho ou Síndrome da dor femoropatelar, mais frequente nas mulheres, o que faz delas a população-alvo do estudo.

O presente estudo foi um ensaio aleatório controlado. O grupo A recebeu MFR sobre os músculos à volta da articulação do joelho juntamente com fisioterapia convencional e o grupo B recebeu KCR juntamente com fisioterapia convencional. Após o tratamento, verificou-se uma melhoria estatisticamente significativa em ambos os grupos, após a intervenção, nas pontuações de kujala APKS e VAS. No entanto, registou-se uma melhoria mais acentuada no Grupo B relativamente à EVA e à Kujala do que no Grupo A.

Os resultados do presente estudo mostram que a técnica KCR juntamente com a terapia convencional e a MFR juntamente com a terapia convencional são ambas eficazes na redução da dor e da função em mulheres com dor anterior no joelho, mas a KCR juntamente com a terapia convencional foi mais eficaz após a intervenção de 4 semanas.

Entre os 70 participantes, a pontuação média de Kujala e EVA antes do tratamento para o grupo KCR foi de 57,8 e 6,7, respetivamente. Após o tratamento, as pontuações foram de 87,5 e 1,9, respetivamente, e no grupo MFR as pontuações médias antes do tratamento foram de 57,54 e 6,78, respetivamente, e as pontuações após o tratamento foram de 87,5 e 1,9, respetivamente, com um valor de p inferior a 0,005.

É importante compreender como as variações de género afectam a dor à volta do joelho quando se discute a dor anterior do joelho em homens e mulheres. Não há dúvida de que as mulheres e os homens são arquitetonicamente, sociologicamente e hormonalmente diferentes uns dos outros. As diferenças não são geralmente pequenas. Não é surpreendente que as mulheres tenham uma maior incidência de dor anterior no joelho em relação aos parâmetros descritos no presente estudo, porque o joelho é particularmente vulnerável a quaisquer alterações que influenciem a postura, a marcha ou a estrutura da extremidade inferior. Embora não haja muito que possa ser feito para alterar as variações anatómicas entre homens e mulheres, para além do condicionamento para ajudar a reforçar o apoio da rótula, alguns aspectos sociológicos podem definitivamente ser alterados. A aptidão física, em particular, parece ajudar a reduzir o comprometimento músculo-esquelético nas mulheres. A redução do uso de saltos altos, a postura aduzida da extremidade inferior e as actividades profissionais agravantes devem ajudar no tratamento da dor patelofemoral nas mulheres quando o desconforto anterior do joelho se torna aparente. O foco na cadeia cinética nas mulheres é crucial para controlar com sucesso as alterações e disfunções causadas por variações estruturais nas mulheres.

A investigação feita sobre a eficácia da libertação da cadeia cinética na dor anterior do joelho é escassa, mas G. Telles; D. R. Cristovão et al (2016) descobriram que a adição de libertação miofascial juntamente com a intervenção de exercício em pacientes com dor anterior do joelho é significativamente eficaz no alívio da dor do que na melhoria da função.20

A Fascial Manipulation® no quadríceps de pacientes com desconforto anterior no joelho demonstrou ser útil para diminuir a dor e alterar o padrão de recrutamento muscular em tarefas funcionais por Pedrelli et al. (Pedrelli et al, 2009). Estas conclusões são apoiadas pelos resultados do estudo. A intervenção miofascial é crucial porque inibe a extensibilidade dos tecidos e ativa locais mecanorreceptores que irão desencadear uma estimulação reflexa para aliviar a dor (Schleip, 2003; Simmonds et al, 2012)

A técnica de libertação miofascial demonstrou ser eficaz para melhorar a dor e a incapacidade quando utilizada como adjuvante de exercícios específicos para doentes com dor lombar crónica (Ajimsha et al, 2014).

No seu estudo, MS. Ajimsha e Pramod D. Shenoy explicaram como a ligação fascial contribui para as disfunções músculo-esqueléticas. Os resultados de investigações em cadáveres, animais e humanos apoiam a ideia de que certas cadeias músculo-fasciais têm ligações fasciais a estruturas próximas, o que pode ter importantes ramificações terapêuticas. A existência de 22 conexões específicas da cadeia cinética e o seu possível papel na apresentação de 23 disfunções músculo-esqueléticas e na sua terapia são apoiados pela investigação atual (nível 2).

Além disso, os fibroblastos sujeitos a pressões mecânicas repetidas podem libertar mediadores inflamatórios (Dodd et al., 2006). Todas estas modificações podem ter um impacto nas actividades diárias típicas do sistema músculo-esquelético de transferência de força ou deslizamento. Uma vez que se verificou que essa fáscia é inervada (Tesarz et al., 2011; Schilder et al., 2018), essa disfunção pode resultar em desconforto ou problemas proprioceptivos (Luomala, & Pihlman, 2016; Myers T.W. 2009; Wilke et al., 2016a). A fim de melhor compreender o mapeamento do sistema fascial, estes padrões conceptuais acabaram por receber a designação de "meridianos miofasciais" (Myers T.W. (2009). A mobilidade humana pode ser melhor compreendida através do holismo, afirmam Dischiavi et al. (2018). Esta ideia pode ajudar alguém que esteja a tentar compreender a fáscia e o seu complicado sistema a perceber a sua complexidade dentro de uma conceção aparentemente simples. Uma rede de tecido fibroso que cobre todo o corpo e envolve, suporta, suspende, protege, liga e divide os componentes musculares, esqueléticos e viscerais de um organismo é conhecida como fáscia (Kumka& Bonar 2012)

Os músculos do corpo não são considerados como funcionando de forma independente; pelo contrário, são vistos como parte de uma rede miofascial que percorre todo o corpo e actua como seu elemento de ligação (Wilke et al., 2016b). Com o passar do tempo, estas alterações biomecânicas podem resultar em diminuição da força, descoordenação, desconforto ou disfunção proprioceptiva (Ercole et al., 2010; Stecco et al., 2013). (Tesarz et al., 2011). Por conseguinte, pode argumentar-se que é necessário focar esta rede fascial durante a terapia de condições que afectam o sistema músculo-esquelético (Kwong, & Findley 2014). Os tratamentos que visam a fáscia estão a tornar-se cada vez mais comuns na gestão de problemas músculo-esqueléticos, como resultado do recente aumento da investigação neste sector (Ajimsha 2018).

No seu estudo, Ashirbad das et al. (2022) discutiram o impacto do alongamento e da libertação ativa da cadeia miocinética no desempenho físico de jovens jogadores de desportos de raquete e descobriram que, de um ponto de vista prático, podemos inferir que a técnica miocinética ativa é eficaz na libertação da miofáscia e, consequentemente, melhora os parâmetros específicos do desporto dos jogadores de desportos de raquete.

Gustavo Telles afirmou que "Pacientes com dor anterior no joelho tiveram redução da intensidade da dor e melhora da funcionalidade com os dois protocolos de tratamento; entretanto, a melhora da incapacidade da extremidade inferior foi estatisticamente mais significativa no grupo que utilizou técnicas de liberação da cadeia cinética mais exercícios de recrutamento muscular. Este grupo apresentou um efeito clínico para os resultados superior ao do grupo de fortalecimento da anca"[7].

Houve vários estudos no passado, cujos resultados mostraram alterações significativas antes e depois do tratamento em doentes com dores na zona anterior do joelho, com melhorias evidentes, mas houve muito poucos estudos direccionados para as mulheres. Os resultados do estudo mostraram que as mulheres que sofriam de dores na zona anterior do joelho apresentavam maiores melhorias com a libertação cinética do queixo em comparação com a libertação miofascial.

7. CONCLUSÃO

Ambos os tratamentos, MFR e KCR, foram individualmente eficazes na Kujala e na EVA, mas quando comparamos os efeitos destes tratamentos na Kujala e na EVA, verificou-se uma diferença significativa entre os efeitos destes dois tratamentos, ou seja, a KCR foi mais eficaz do que a MFR na redução da dor e na melhoria da função em mulheres com dor anterior no joelho.

8. RESUMO

A conclusão é que a técnica KCR, comparada com a técnica MFR, foi mais eficaz na melhoria da dor e da função em jovens do sexo feminino com dor anterior no joelho. Foram recrutados para o estudo um total de 70 participantes com idades compreendidas entre os 18 e os 25 anos, incluindo apenas mulheres. Com base nos critérios de inclusão, os participantes foram divididos aleatoriamente em dois grupos, através do método de computorização aleatória, no Grupo A e no Grupo B, constituídos por 34 e 36 participantes em cada grupo, no grupo A, onde ambos os grupos receberam tratamento durante 3 dias/semana, durante 4 semanas. As medidas de resultados foram a escala KUJALA APKS e a EVA, utilizadas para avaliar a dor e a função entre as mulheres com dor anterior no joelho. A análise estatística foi efectuada com a ajuda do teste T emparelhado e do teste T não emparelhado para as análises intra e entre grupos, respetivamente. Os resultados da pós-intervenção revelaram que a KCR, juntamente com os exercícios convencionais, registou mais melhorias na dor e na função das mulheres com dor anterior no joelho do que a MFR e a terapia convencional.

9. <u>REFERÊNCIAS:</u>

1.   Sherman SL, Plackis AC, Nuelle CW. Patellofemoral anatomy and biomechanics. Clin Sports Med. 2014 Jul;33(3):389-401. doi: 10.1016/j.csm.2014.03.008. Epub 2014 maio 17. PMID: 24993406.

2.   Roach S, Sorenson E, Headley B, San Juan JG. Prevalência de pontos-gatilho miofasciais na anca na dor patelofemoral. Arch Phys Med Rehabil. 2013 Mar;94(3):522-6. doi: 10.1016/j.apmr.2012.10.022. Epub 2012 Nov 2. PMID: 23127304.

3.   Boling M, Padua D, Marshall S, Guskiewicz K, Pyne S, Beutler A. Gender differences in the incidence and prevalence of patellofemoral pain syndrome. Scand J Med Sci Sports. 2010 Oct;20(5):725-30. doi: 10.1111/j.1600-0838.2009.00996. PMID: 19765240; PMCID: PMC2895959.

4.   Souza, Ilona & G., Pavan. (2020). Efeito da Liberação da Cadeia Miofascial em Pacientes com Síndrome da Dor Patelofemoral - Um Ensaio Clínico Randomizado. Jornal Internacional de Pesquisa e Revisão Atual. 12. 05-10. 10.31782/IJCRR.2020.12082.

5.   Ashirbad Das, Preeti Saini, Moattar Raza Rizvi, Priyanka Sethi, Ankita Sharma, Irshad Ahmad: O efeito da libertação ativa da cadeia miocinética e do alongamento no desempenho físico entre jovens jogadores de desportos de raquete: TRENDS in Sport Sciences 2022; 29(4): 151-160 ISSN 2299-9590 DOI:

10.23829/TSS.2022.29.4-2

6.   Mustamsir E, Phatama KY, Pratianto A, Pradana AS, Sukmajaya WP, Pandiangan RAH, Abduh M, Hidayat M. Validity and Reliability of the Indonesian Version of the Kujala Score for Patients With Patellofemoral Pain Syndrome. Orthop J Sports Med. 2020 May 28;8(5):2325967120922943. doi: 10.1177/2325967120922943. PMID: 32523969; PMCID: PMC7257862.

7.   Gustavo Telles, Delmany R. Cristovão, Fabiana Azevedo Terra Cunha Belache, Mariana Rezende Araujo Santos, Renato Santos de Almeida, Leandro Alberto Calazans Nogueira, O efeito da adição de técnicas miofasciais a um programa de exercícios para pacientes com dor anterior no joelho, Journal of Bodywork and Movement Therapies, Volume 20, Issue 4, 2016, Pages 844-850, ISSN 1360-8592, https://doi.org/10.1016/j.jbmt.2016.02.007.

8.   Benjamin E. Smith1,2*, James Selfe3Post WR. Dor anterior do joelho: diagnóstico e tratamento. JAAOSJournal of the American Academy of Orthopaedic Surgeons (Jornal da Academia Americana de Cirurgiões Ortopédicos). 2005 Dez 1;13(8):534-43.

9.   Zago J, Amatuzzi F, Rondinel T, Matheus JP. Tratamento manipulativo osteopático versus programa de exercícios em corredores com síndrome da dor patelofemoral: um estudo controlado randomizado. Jornal de Reabilitação Desportiva. 2020 Dec 17;30(4):609-18.

10.   Webb TR, Rajendran D. Técnicas miofasciais: Quais são os seus efeitos na amplitude de movimento articular e na dor? - Uma revisão sistemática e meta-análise de ensaios aleatórios controlados. J Bodyw Mov Ther. 2016 Jul;20(3):682-99. doi: 10.1016/j.jbmt.2016.02.013. Epub 2016 Mar 2. PMID: 27634094.

11.   Rozenfeld E, Finestone AS, Moran U, Damri E, Kalichman L. The prevalence of myofascial trigger points in hip and thigh areas in anterior knee pain patients. Journal of Bodywork and Movement Therapies. 2020 Jan 1;24(1):31-8.

12.   Nunes GS, Wolf DF, dos santos DA, de Noronha. Efeito agudo da mobilização do quadril com técnica de movimento na dor e biomecânica em mulheres com dor patelofemoral: Um estudo randomizado controlado por placebo. Revista de reabilitação desportiva 2020;29(6):707-715.

13.   Glaviano NR, Norte GE. Ativação do Glúteo Central em Mulheres com Dor Patelofemoral: Um Estudo Preliminar. Revista de Reabilitação Desportiva. Publicado online em 09 de dezembro de 2021. Doi: 10.1123/jsr.2021-0093.

14. Goto, Shiho & Aminaka, Naoko & Gribble, Phillip. (2017). Atividade muscular da extremidade inferior, cinemática e controle postural dinâmico em indivíduos com dor patelofemoral. Journal of Sport Rehabilitation. 27. 1-29. 10.1123/jsr.2016-0100.

15. Carvalho C, Keppe Pisani G, Felipe Martinez A. Força dos abdutores de quadril e análise cinemática do plano frontal do tronco, pelve, quadril e joelho durante o agachamento de uma perna em indivíduos com e sem osteoartrite patelofemoral *Anais das doenças reumáticas* 2020; **79:** 525.

16. Behrangrad S, Kamali F. Comparação da compressão isquémica e da manipulação lombopélvica como terapia de pontos de gatilho para a síndrome da dor patelofemoral em adultos jovens: Um ensaio clínico aleatório em dupla ocultação. Journal of bodywork and movement therapies. 2017 Jul 1;21(3):554-64.

17. Elsayed SE, Ammar TA, Tolba AM, Elgeidi AA. Compressão isquémica manual em pacientes com síndrome da dor patelofemoral. InA 18ª Conferência Científica Internacional Faculdade de Fisioterapia, Cairo, Egipto 2017 Mar (pp. 16-17).

18. Arora M, Pooja Yadav S. Estudar a variabilidade da intensidade da dor muscular através da alteração da direção de aplicação da libertação ativa miocinética. J Soc Indian Physiother. 2019;3(2):43-45. https://doi.org/10.18231/j. jsip.2019.005.

19.   Behm DG, Wilke J. Os dispositivos de libertação auto-miofascial libertam a miofascia? Mecanismos de rolamento: uma   revisão narrativa   .   Sports Med. 2019;49(8):1173-1181 https://doi. org/10.1007/s40279-019-01149-y.

20.   DeHaven KE, Lintner DM. Athletic injuries: comparison by age, sport, and gender. Am J Sports Med. 1986;14(3):218-224. PubMedID: 3752362 doi:10.1177/036354658601400307.

21.   Lankhorst NE, van Middelkoop M, Crossley KM, et al. Factores que prevêem um mau resultado 5-8 anos após o diagnóstico de dor patelofemoral: uma análise observacional multicêntrica. Br J Sports Med. 2016; 50(14):881-886. PubMed ID: 26463119 doi:10.1136/bjsports-2015-094664.

22.   Huberti H, Hayes W. Pressões de contacto patelofemoral. A influência do ângulo q e do contacto tendofemoral. J Bone Joint Surg Am. 1984;66(5):715-724. PubMed ID: 6725318 doi:10.2106/00004623-19846605000010.

23.   Noehren B, Pohl MB, Snchez Z, Cunningham T, Lattermann C. Cinemática proximal e distal em corredoras com dor patelofemoral. Clin Biomech. 2012;27(4):366-371. doi: 10.1016/j.clinbiomech. 2011.10.005

24.   Richard B, Christopher M. Differences in hip kinematics, muscle strength and muscle activation between subjects with and withour patellofemoral pain (Diferenças na cinemática da anca, força muscular e ativação muscular entre indivíduos com e sem dor patelofemoral). J Orthop Sports Phys Ther 2009; 39:12-9.

25.   S.T.Green. Síndrome patelo-femoral. J Bodyword Move Ther 2005;9:16-26 LaBella C. Patellofemoral pain syndrome: evaluation and treatment. Prim Care Clin Office Practl 004;31:977-1003.

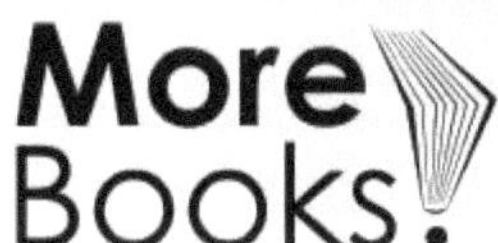

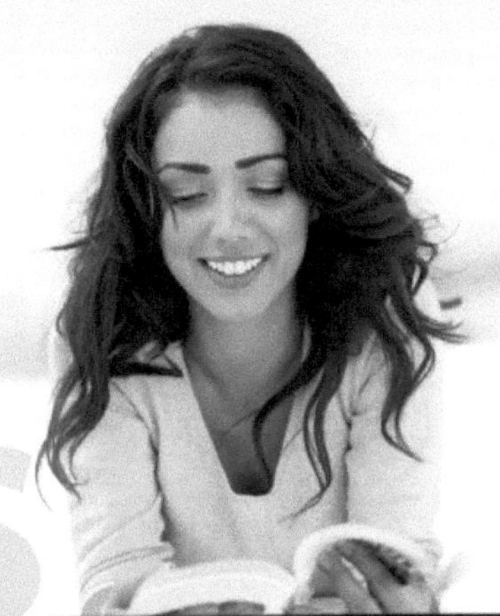

yes I want morebooks!

Buy your books fast and straightforward online - at one of world's fastest growing online book stores! Environmentally sound due to Print-on-Demand technologies.

Buy your books online at
www.morebooks.shop

Compre os seus livros mais rápido e diretamente na internet, em uma das livrarias on-line com o maior crescimento no mundo! Produção que protege o meio ambiente através das tecnologias de impressão sob demanda.

Compre os seus livros on-line em
www.morebooks.shop

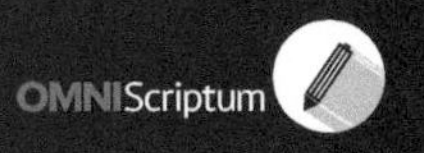

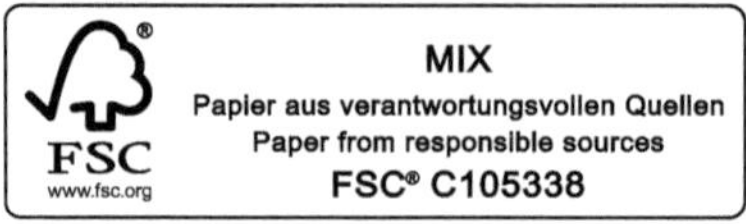

Printed by Books on Demand GmbH, Norderstedt / Germany